I0000126

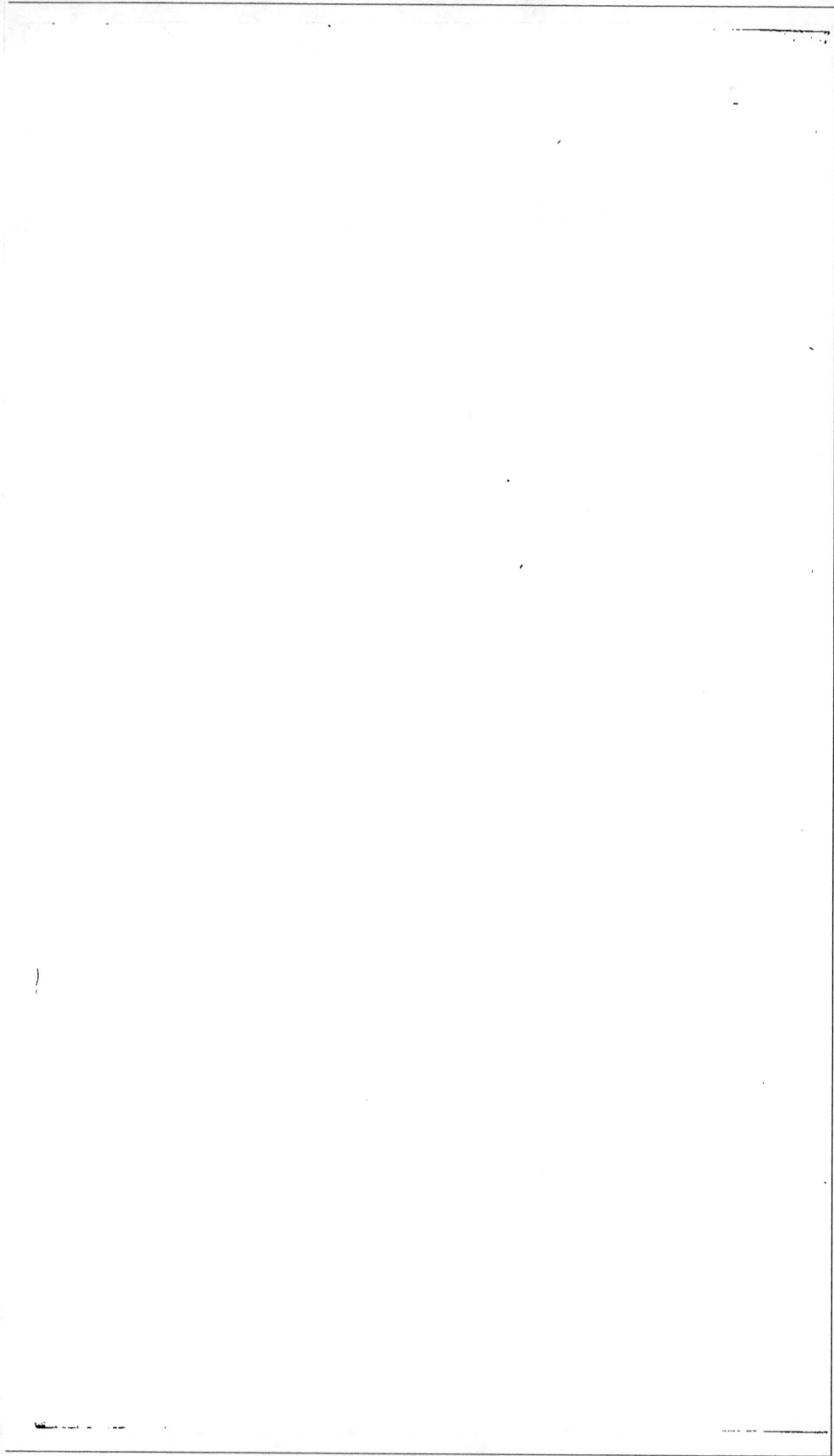

RECHERCHES EXPÉRIMENTALES

SUR

L'ALBUMINURIE NORMALE

CHEZ L'HOMME ET CHEZ LES ANIMAUX.

PAR

LE Dʳ CLAUDE GIGON,

Médecin des Hôpitaux et des Prisons de la ville d'Angoulême.

> « Je deviens un simple pionnier dans cette
> » mine où la vérité git si profondément en-
> » fouie. » — BACON, *Lettres*.

Publications de l'**Union Médicale**, des 13 et 17 octobre 1857.

PARIS

TYPOGRAPHIE FÉLIX MALTESTE ET Cⁱᵉ.

Rue des Deux-Portes-Saint-Sauveur, 22.

1857

L'acide azotique forme avec l'albumine des précipités abondants, lorsque celle-ci est en assez grande quantité, ainsi, lorsque la solution contient 1/20e ou une dose plus forte d'albumine, celle-ci est coagulée, le précipité est abondant et prend une teinte jaune ; dans la solution au 100e, le précipité est blanc, ainsi qu'au 500e ; mais arrivé au 1,000e, il n'y a plus de précipité, le liquide albumineux additionné d'acide azotique prend une teinte opaliné faible, et, au 2,000e, cette teinte est si légère qu'on ne l'aperçoit qu'en regardant le liquide par réfraction en face d'un écran d'une couleur obscure.

Les précipités obtenus des solutions albumineuses par l'acide azotique se comportent exactement comme les précipités albumino-chloroformiques, ainsi, dans les solutions au 20e et au-dessus, après décantation, le précipité du blanc d'œuf n'est pas dissous par l'addition d'un excès d'acide azotique à froid, mais si on fait chauffer dans un petit ballon, sur une lampe à alcool, le précipité est dissous bien avant d'arriver à l'ébullition ; quant aux autres précipités, à partir de la dilution au 100e jusqu'au 1,000e, si on décante, et que sur le précipité on verse de l'acide azotique en grand excès, le précipité est immédiatement dissous à froid. J'ai vu même le précipité de la solution au 50e être dissous de la même manière.

Jusqu'ici, les auteurs paraissaient en dissidence sur ce point expérimental : l'albumine est-elle dissoute par l'acide azotique ?

Becquerel résout la question affirmativement en ces termes : « Quand une urine ne contient qu'une *faible quantité d'albumine*, l'acide nitrique employé commence à la précipiter, mais si on en ajoute un excès, *il peut la dissoudre*. A la température de l'ébullition et concentré, l'acide nitrique dissout même *de grandes quantités d'albumine*. »

Mialhe, au contraire, professe d'une manière absolue l'insolubilité de l'albumine dans l'acide nitrique, il dit (1) : L'albumine *normale physiologique* entre pour une proportion considérable dans le liquide sanguin...... *identique avec l'albumine du blanc d'œuf*, elle précipite par la chaleur et l'acide nitrique, *sans qu'un excès d'acide puisse dissoudre le précipité* » (page 151) ; cette même opinion est répétée page 162, et encore à la page 172, où il réfute Hérard, Martin-Solon et Becquerel, qui avaient déclaré avoir vu l'acide azotique, après avoir précipité l'albumine des urines, redissoudre le précipité dans un excès d'acide ; enfin, il ajoute : « L'albumine *normale* ne se dissout pas, mais l'albumine *modifiée* se dissout très bien dans un excès d'acide. »

Les expériences que nous avons rapportées semblent définitivement trancher la difficulté : l'albumine de blanc d'œuf et l'albumine du liquide sanguin, *identique avec l'albumine du blanc d'œuf* (Mialhe) et qui ne sont point de l'albumine modifiée, se comportent de la même manière. Lorsqu'elle (l'albumine) existe en quantité notable, qu'elle est en solution au 20e, au 10e et à dose plus forte, elle est précipitée et coagulée par l'acide nitrique qui ne la redissout plus à froid, mais qui *la dissout très bien à chaud avant d'avoir atteint l'ébullition ;* lorsque, au contraire, l'albumine est en petite quantité, si elle est au 100e et au-dessous, jusqu'au 1,000e, limite à peu près de la puissance de coagulation et de réaction de l'acide azotique, le précipité est *constamment* dissous à froid par un excès d'acide azotique.

Après l'acide azotique, nous devons mentionner les sels métalliques et le tannin ; ce dernier et le sous-acétate de plomb sont les réactifs les plus sensibles de ce groupe ; ils peuvent donner des traces de réaction jusqu'à la solution au 3/000e ; mais alors elle est presque imperceptible. L'acétate neutre de plomb est le plus faible ; ses traces ne sont guère que jusqu'au 500e.

(1) *Chimie appliquée à la physiologie,* etc.

L'alcool est aussi un bon réactif de l'albumine ; les coagulations et les réactions qu'il détermine ont lieu dans un sens inverse du chloroforme ; et de même que ce liquide, plus lourd que l'eau ou l'urine, forme un précipité au fond, l'alcool, plus léger que ces liquides, donne lieu à une coagulation, à une coloration en blanc à la surface ; ainsi lorsque la solution albumineuse est au 10ᵉ, au 20ᵉ, il se forme un dépôt blanc très épais à la partie supérieure du liquide ; arrivé à la solution au 100ᵉ, le dépôt est très léger ; et au 500ᵉ, il n'y a plus qu'un nuage annulaire presque imperceptible ; au 1,000ᵉ, on voit même encore un peu ce nuage annulaire ; mais il est si peu de chose, qu'en vérité on ne peut le considérer comme ayant un caractère suffisant pour marquer une réaction.

Enfin le feu est le moyen le moins sensible de tous les précédents pour décéler l'albumine. Si l'on soumet à l'ébullition un liquide contenant 1/20ᵉ d'albumine, le liquide se trouble bien avant l'ébullition ; (65ᵉ) il se forme des flocons qui surnagent et le reste du liquide conserve une teinte opaline, si le liquide contient 1/50ᵉ 1/100ᵉ d'albumine il devient opalin et les flocons y sont d'une très petite dimension, enfin au 500ᵉ le liquide soumis à l'ébullition prolongée ne se trouble plus, ne donne aucune réaction, seulement au-dessus du liquide, on trouve sur les parois du tube jusqu'où l'ébullition a élevé le liquide, on voit, dis-je, des traces d'écume coagulée qui sont évidemment de l'albumine.

Si l'on soumet les liquides contenant 1/1,000ᵉ, 1/3,000ᵉ, 1/5,000ᵉ d'albumine à l'ébullition dans un tube, il ne se produit ni trouble ni coagulation ; mais, si après l'ébullition, on y ajoute quelques gouttes de chloroforme et qu'on agite vivement, il se forme, au fond, un précipité abondant blanc d'albâtre ; on produit aussi ce précépité dans les liquides albumineux au 10ᵉ, au 20ᵉ, dont l'ébullition a séparé *tout ce qu'elle a pu,* et lorsque celle-ci ne donne plus aucun trouble.

Les flocons d'albumine coagulée précipités par le feu sont insolubles dans l'acide azotique à froid, mais à chaud et bien avant la température de l'ébullition; ils sont parfaitement dissous.

Telles sont les observations que j'ai cru devoir consigner ici et qui m'ont paru présenter quelqu'intérêt. On a remarqué que dans toute cette énumération presque fastidieuse d'expériences, je n'ai établi aucune séparation, aucune distinction entre les solutions de blanc d'œuf et de sérum de sang, c'est que, je dois le dire, les réactions et les phénomènes ont été *identiquement* les mêmes pour ces deux corps, la seule différence, c'est que le sérum du sang donne des réactions un peu moins fortes que le blanc d'œuf et, cela se conçoit, car dix grammes de sérum de sang contiennent nécessairement moins d'albumine que 10 grammes de blanc d'œuf; les expériences de Dumas donnent 10 p. 100 d'albumine pour le premier et plus de 13 pour le second. *(Chimie, physiologique et médicale,* p. 665.)

Maintenant, étudions ce qui se passe dans l'observation des urines.

Si l'on prend de l'urine d'une personne en santé : homme, femme, enfant, n'importe, et qu'on soumette cette urine à l'ébullition, ou bien qu'on y verse quelques gouttes d'acide azotique, il ne se fait aucun trouble, aucun précipité; si on verse quelques gouttes d'alcool rectifié des pharmacies dans un tube, on voit un nuage annulaire léger se former un peu au-dessous de la surface supérieure du liquide, ce nuage est blanchâtre, à peu près comme celui que l'on observe dans les dilutions faibles de blanc d'œuf ou albumine normale.

Si l'on verse quelques grammes d'urine dans le tube à expérience et qu'on y ajoute trois gouttes de créosote, les gouttes huileuses ne se mêlent pas et ne produisent aucun changement, mais si l'on agite, le liquide devient blanchâtre et laisse par le repos déposer un précipité assez abondant au fond ; si l'on traite l'urine par une forte solution de tannin, on obtient également un précipité manifeste; enfin, si l'on traite de la même manière une même quantité d'urine avec dix ou vingt gouttes de chloroforme, on voit ce liquide plus lourd couler au fond et trancher par sa transparence avec la couleur jaune de l'urine. D'abord, il n'y a aucun changement, il ne se forme aucun précipité, puis, si l'on agite, le liquide se trouble, et, au bout de peu d'instants, dépose au fond du tube un précipité blanc abondant de consistance plus qu'oléagineuse. Ce précipité se comporte avec l'acide azotique et avec la potasse tout comme les précipités des solutions de blanc d'œuf à petite dose: si on décante le liquide, le précipité resté au fond se dissout dans un grand excès d'acide nitrique et dans une solution sursaturée de potasse; dans ce dernier cas, le chloroforme est revivifié.

Quant aux réactions de l'urine, obtenues à l'aide des sels métalliques (azotate d'argent, etc.), je ne les mentionne ici que pour mémoire, attendu que, bien qu'elles se produisent dans cette circonstance d'une manière très prononcée, on ne saurait en tenir un compte rigoureux, puisqu'il est vrai que ces mêmes sels produisent des réactions à peu près semblables avec les sels contenus d'une manière normale dans l'urine.

Si après avoir, à l'aide de quelques gouttes de chloroforme, déterminé un précipité dans un tube à expérience contenant de l'urine, on décante et qu'on ne laisse que le dépôt, et si on traite ce dépôt par quelques grammes de chloroforme en excès, en agitant fortement, il survient ici ce que j'ai décrit à propos des solutions de blanc d'œuf, c'est-à-dire que les molécules du dépôt d'urine, d'abord mêlées au liquide, se séparent rapidement et se portent à la partie supérieure du chloroforme, où elles forment *un coagulum cylindrique*, la petite quantité d'urine qui était restée se sépare, et, étant plus légère, monte au-dessus du coagulum, et alors celui-ci se trouve situé entre le chloroforme parfaitement incolore et la petite quantité d'urine reconnaissable à sa couleur jaune.

J'ai répété un grand nombre de fois ces expériences avec le même résultat, sur des urines normales, et il m'a semblé que le coagulum ainsi obtenu, examiné comparativement avec la même quantité du liquide albumineux titré dont nous avons parlé précédemment, établissait un très grand rapprochement entre la quantité d'albumine contenue dans les urines normales et la solution de blanc d'œuf au 7 ou 800e.

Avant de passer plus loin, nous mentionnerons aussi que nous avons obtenu les mêmes réactions en traitant l'albumine végétale par tous les réactifs; ainsi, après avoir râpé des navets, nous en avons exprimé la pulpe à travers une toile, le suc abondant a été filtré sur le charbon animal lavé, le liquide qui en est résulté était d'une limpidité parfaite; traité successivement par le feu, l'acide azotique, le tannin, la créosote, l'alcool, les sels métalliques, il a donné lieu à des réactions tout à fait identiques à celles du blanc d'œuf traité par le chloroforme d'après la méthode que nous avons indiquée plus haut, il s'est formé un précipité blanc abondant qui s'est comporté avec l'acide nitrique, la potasse, le chloroforme en excès tout comme le blanc d'œuf et le dépôt d'urine; nous avons essayé ensuite les sucs de carotte, de choux, de pomme de terre qui ont donné le même résultat.

Enfin, nous avons fait une dernière expérience qui nous paraît encore plus probante. « Parmi les propriétés *de l'albumine*, il faut citer d'une manière expresse...... celle dont jouit ce corps dans ses rapports avec l'oxyde de cuivre et la potasse; elle forme un véritable sel double d'un beau violet...... en mêlant de l'oxyde de cuivre hydraté avec l'albumine; il suffit d'ajouter de la potasse pour que la dissolution violette se produise. » (Dumas, *loc. cit.*, p. 343.)

Nous avons, en effet, répété cette expérience avec le blanc d'œuf pur et avec des solutions décroissantes de la même substance ou de sérum sanguin, et nous avons vu aussi se produire la coloration d'un très beau bleu violet, dont la teinte a été en décroissant, suivant la quantité d'albumine contenue dans le liquide, mais avant même d'atteindre la solution au 1,000e, l'oxyde de cuivre et la potasse ne donnent plus aucune coloration.

Si l'on traite les sucs de plante fraîche, c'est-à-dire des liquides contenant de l'albumine végétale par l'oxyde de cuivre hydraté et la solution concentrée de potasse, le même phénomène se produit, c'est-à-dire que la liqueur devient bleue d'une façon très caractéristique, mais ici surgit un autre fait singulier, pendant que la couleur bleue se maintient et persévère indéfiniment avec l'albumine animale, elle disparaît au bout de quelques heures avec les sucs de plante contenant l'albumine végétale ; ainsi, avec les sucs de carottes et de navets, le deutoxyde de cuivre hydraté bleu pâle devient jaune orangé, exactement comme le protoxyde de cuivre résultant de la réduction de la liqueur de Barreswil par la glycose ; le suc de choux, au contraire, d'abord bleu aussi, donne lieu à un dépôt brun, qui lui-même n'est probablement autre chose qu'un deutoxyde de cuivre.

Si l'on traite le dépôt albumino-chloroformique animal ou végétal de la même manière, ce dépôt est dissous, le chloroforme est revivifié, et, à la ligne de séparation du chloroforme et du liquide albumineux, il se forme sur le tube un anneau de cuivre métallique.

Si l'on traite l'urine humaine par l'oxyde de cuivre hydraté et par la solution de potasse, on la voit prendre cette même coloration bleue que l'on obtient avec l'albumine végétale et l'albumine animale, seulement elle n'a pas l'intensité des solutions concentrées de blanc d'œuf, mais bien des solutions étendues, ainsi, elle est bleue, vue par réflexion, mais elle a une teinte un peu verte, vue par réfraction. Du reste, comme pour l'albumine animale, cette coloration persévère indéfiniment (1).

Ainsi, l'urine humaine donne donc des réactions caractéristiques avec l'oxyde de cuivre et la potasse, avec l'alcool, la créosote, le tannin, le chloroforme, le précipité produit par ce dernier réactif se dissout à froid avec l'acide azotique et la potasse en excès, mais cette urine pure, traitée par l'acide azotique et par l'ébullition, ne donne lieu à aucune réaction; or, c'est exactement de cette façon que se comporte l'albumine du blanc d'œuf ou du sérum du sang dissous dans l'eau distillée, quand la dissolution est très étendue, et de cette similitude absolue de réactions, nous croyons devoir conclure que l'urine de l'homme à l'état normal contient de l'albumine (2), car, nous pensons avec Robin et Verdeil que « les réactions de ce genre ne sont pas comparables à celles que les chimistes obtiennent en agissant sur des corps définis, ici, les réactions obtenues demandent qu'on les interprète nettement, qu'on s'en rende compte, de manière à pouvoir dire quel est le composé nouveau qui s'est formé, lorsqu'il s'agit de substances organiques, corps de composition non définie, comme il n'est plus possible de raisonner ainsi; l'*anatomiste* accepte toute action d'un agent qui amène *coagulation*, *coloration*, etc., d'une manière assez nette pour que le phénomène *serve de caractère distinctif* entre les substances sur lesquelles il opère. » (*Chimie anat.* et *phys.*, t. III, p. 302.)

(1) Lorsque, par une cause accidentelle, l'urine humaine renferme une quantité plus considérable d'albumine, le traitement par la potasse et l'oxyde de cuivre hydraté donne lieu à une coloration d'un bleu-violet d'autant plus intense, que la quantité d'albumine est plus considérable, ainsi que je l'ai expérimenté maintes fois.

(2) Nous ne pensons pas que la réaction, le précipité chloroformique de l'urine puisse être attribué au mucus vésical; nous en donnerons une raison péremptoire à la fin de ce mémoire.

Nous ne nous sommes pas contenté de faire ces recherches chez l'homme, nous les avons poursuivies sur plusieurs animaux, et nous avons retrouvé ces précipités albumino-chloroformiques non seulement chez l'homme, mais aussi chez le chien, le chat, le lapin, la chèvre, la taupe, le porc, le lion, tandis que nous l'avons vu manquer complétement ou presque complétement dans l'urine de la vache, du mouton, de l'ânesse, de la jument, nourris avec des matières végétales sèches ou vertes; nous avons cherché quelle règle générale, quelle loi présidait à cette apparition de l'albumine normale dans les urines des animaux, d'abord, nous étions porté à croire que l'alimentation jouait le rôle principal dans la production de ce phénomène, que les animaux carnivores avaient de l'albumine dans leurs urines, qu'elle manquait au contraire chez les herbivores, et nous avions été conduit à cette opinion, non seulement par ce que nous avions vu chez l'homme, le lion, le chien, le chat, etc; mais aussi par l'observation très curieuse que voici : si l'on expérimente l'urine toujours alcaline de la vache (1), de l'ânesse, de la jument, on n'y trouve que des traces ou même pas du tout d'albumine, si, au contraire, on examine les urines toujours acides du veau et de l'ânon, encore soumis à l'allaitement, n'ayant encore pris aucune nourriture végétale et se trouvant, par conséquent, dans toutes les conditions d'alimentation du carnivore, on constate toujours avec le chloroforme une très grande quantité d'albumine; tout semblait donc conspirer en faveur de cette opinion, toutefois, on pouvait y faire de graves objections, ainsi, l'homme réduit presque à la condition d'herbivore, le prisonnier, qui ne se nourrit guère que de pain et de légumes, le malade privé d'ali-

---

(1) Dans toutes ces recherches sur les urines, ainsi que dans celles qui précèdent, j'ai toujours pris la précaution de filtrer ces urines afin d'en séparer le mucus, les cellules épithéliales ou autres corps en suspension.

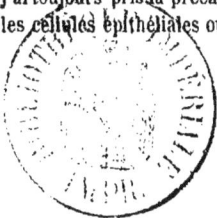

ments depuis longtemps, qui ne prend absolument que des infusions végétales depuis vingt, trente jours, en présentent autant que l'homme placé dans la condition de carnivore la plus prononcée, le lapin adulte en a également une grande quantité, ces objections nous avaient ébranlé, alors nous pensâmes que l'alimentation seule ne devait pas être prise en considération et que la vitesse de la circulation devait avoir une certaine influence sur ce phénomène, et nous fûmes conduit à adopter cette manière de voir en jetant un coup d'œil sur le tableau de la vitesse du pouls chez les animaux, donné par Burdach, adopté et modifié par Dubois, d'Amiens (1), et Bérard (*Cours de physiologie*, 31e livraison, p. 114). Nous voyons, en effet, que les animaux dont les urines sont privées d'albumine présentent, en général, un pouls très lent (2) : cheval 36, bœuf 38, âne 50 ; tandis que ceux qui présentent de l'albumine dans leurs urines ont une circulation beaucoup plus rapide, ainsi, l'homme présente 72 pulsations, la chèvre 74, le chien 75, le chat 110, le lapin 120. Si certains jeunes animaux allaités offrent de l'albumine dans leurs urines, tandis que leurs mères n'en ont pas, c'est que, comme on le sait, chez eux la circulation est beaucoup plus rapide ; ainsi, pendant que la vache bat 38 pulsations, j'ai constaté, à plusieurs reprises, sur un veau né le même jour, que le nombre des pulsations cardiaques s'élève à 140 ; n'avait-on pas constaté, par les procédés ordinaires, la présence de l'albumine dans l'urine du fœtus humain, dont les pulsations s'élèvent à peu près au même chiffre ? Enfin, comme dernière preuve, je présenterai les observations très curieuses qui suivent :

J'ai, dans le mois de novembre dernier, essayé par le chloro-

(1) Dubois (d'Amiens), *Expérience,* journal, 1840, p. 85.
(2) Le lion, type des carnivores, présente beaucoup d'albumine dans ses urines, bien que le nombre de ses pulsations ne soit que de 40 à la minute.

forme l'urine alcaline d'une jeune jument de 5 ans (bai-brun, race limousine) très vigoureuse, elle était en repos depuis deux jours, nourrie avec 5 kilog. de foin sec et 4 kilog. d'avoine (ration ordinaire), ses urines ne contenaient que des traces presque insensibles d'albumine, après une course de 40 kilomètres, faite avec rapidité, les mêmes urines essayées donnaient un précipité albumineux très abondant.

J'ai répété la même expérience sur l'urine, également alcaline, d'une jeune vache laitière de 5 ans, à l'étable depuis longtemps, nourrie, partie avec l'herbe des pacages, partie avec du regain sec, cette urine ne contenait que des atomes insignifiants d'albumine, tandis que la vache ayant été employée aux labours pendant quelque temps, j'en ai trouvé d'une manière manifeste le 3ᵐᵉ jour, à l'aide du chloroforme ; que s'était-il passé ? Les animaux, d'abord au repos, avaient été soumis à des travaux extraordinaires, la circulation a été accélérée, une congestion interne, une concentration sanguine viscérale a eu lieu, à laquelle a participé le rein, et les phénomènes d'albuminurie se sont manifestés. Ainsi, ce phénomène ne peut donc pas être considéré, comme on l'a fait jusqu'ici, comme un résultat toujours pathologique; cet état est conciliable à un certain degré avec l'état de santé et même son apparition chez les animaux qui n'en ont pas habituellement n'est pas toujours l'indice d'un état morbide, il en est de l'albumine dans les urines comme du mucus dans les fosses nasales et les bronches; à l'état normal, il en existe une faible quantité qui augmente d'une manière considérable sous certaines influences morbides.

Nous avons examiné aussi les urines solides de deux énormes reptiles, un serpent python et un boa, dont le pouls bat 25 fois seulement (Burdach), sans avoir trouvé aucune trace d'albumine, tandis que sur l'urine de la grenouille, on lit le passage suivant :

« L'urine de la grenouille commune m'a offert de l'urée accompagnée d'*albumine*, on peut dire que l'*albuminurie* constitue l'*état normal* de ces animaux. » (Dumas, *Chimie physiologique*, etc., p. 579) ; or, dans le tableau de Burdach, les pulsations de la grenouille sont estimées à 77, et, par F. Dubois, à 80, l'observation de Dumas confirme donc la règle que nous avons posée sur la coïncidence de l'albumine dans les urines avec la fréquence du pouls ; on demandera peut-être quel est le chiffre des pulsations auquel ce phénomène se présente d'une manière notable. Nous répondrons qu'il se produit graduellement et d'une manière, pour ainsi dire insensible : l'albumine est très abondante chez le lapin, dont le chiffre des pulsations est de 120. Elle est plus modérée chez l'homme, qui bat 72, égale chez la chèvre, qui bat 74 ; très faible et égale chez le porc et le mouton, qui battent 60. Elle est presque insensible chez l'ânesse, qui bat 50 ; enfin, elle est nulle chez la vache (1) et le cheval, qui ne battent plus que 36 ou 38.

On pourra objecter que si la théorie que nous posons ici est absolument vraie, on devra toujours trouver une augmentation d'albumine dans les urines des fébricitants, c'est ce qui a lieu, en effet, ainsi que je m'en suis assuré ; mais, dans tous les cas, quand bien même cela n'aurait pas toujours lieu, cette objec-

(1) L'urine de vache présente un caractère réactif des plus curieux, que je ne trouve signalé dans aucun auteur, et qui permet de la différencier de celle de tous les autres animaux. Si l'on verse une certaine quantité de cette urine, d'un jaune citron, dans une éprouvette à pied et qu'on y ajoute 1/20ᵉ environ d'acide azotique, il se produit une effervescence considérable, accompagnée d'écume. Cette effervescence me paraît due à l'acide carbonique provenant des nombreux carbonates alcalins décomposés, puis, au bout d'une heure, on voit le liquide prendre une teinte rosée, qui va en augmentant pendant 10 ou 12 heures ; alors la teinte est celle d'une solution concentrée de sirop de groseille ; puis, peu à peu, il se forme un dépôt pulvérulent amorphe, rougeâtre, très soluble dans l'alcool, l'éther, la solution de potasse, non soluble dans l'eau et l'acide azotique. Cette poudre me paraît être l'urrosacine de Robin et Verdeil. (*Loc. cit.* t. III, p. 396.)

tion n'est pas aussi puissante qu'on pourrait d'abord le croire. Car, la théorie que nous avons posée s'applique à l'état normal; dans l'état de maladie, le sang éprouve des modifications qui peuvent empêcher le passage de l'albumine dans les urines en plus grande abondance, malgré la plus grande vitesse du pouls. Ne sait-on pas que dans les maladies inflammatoires, la consistance, la densité du sang augmente? Malgré cela, ainsi que je l'ai dit plus haut, j'ai constaté une augmentation approximative de l'albumine dans les maladies fébriles. Déjà ce phénomène avait été constaté dans la fièvre intermittente (1); un peu plus tard, Finger (2) constate aussi l'albuminurie, non seulement dans les fièvres intermittentes, mais encore dans un grand nombre de maladies inflammatoires, c'est-à-dire fébriles, c'est-à-dire avec accélération dans la circulation, telles que la pneumonie, la pleurésie, la fièvre typhoïde, la péritonite, etc., sans aucune maladie du rein, et, comme c'est à l'aide de l'acide azotique et du feu, moyens beaucoup moins délicats que le chloroforme, il s'en suit que la quantité d'albumine devait être considérablement augmentée. On le voit, les faits cliniques et physiologiques observés par des médecins divers et sans idées préconçues, prêtent un solide appui à la théorie de l'albuminurie normale coïncidant avec la vitesse de la circulation, de là on doit comprendre à présent pourquoi, dès le commencement de ce mémoire, nous avons dit que la présence de l'albumine normale dans les urines ne pouvait être attribuée au mucus vésical, d'abord parce que toutes nos urines d'expérience ont été soigneusement filtrées, ensuite tous les animaux mammifères ont une vessie urinaire doublée intérieurement d'une membrane muqueuse, et pourtant quel-

(1) Néret, *Archives gén. de méd.*, 1847, t. XV.
(2) Finger, *Recherches statistiques sur l'albumine*, etc. (*Arch. gén. de méd.*, 1848, t. XVII.)

ques-uns ont de l'albumine, tandis que d'autres n'en ont pas, c'est ainsi que la taupe, le lapin et le chat naissant, qui ont la vessie très petite, ont de l'albumine en abondance, tandis que la vache, le cheval, l'ânesse, dont la muqueuse vésicale est fort étendue, n'en ont pas. C'est ainsi que l'ânon, le veau en ont, tandis que leurs mères n'en ont pas; bien plus, la grenouille, qui a beaucoup d'albumine dans ses urines, n'a même pas de vessie.

Enfin, le même animal (jument, vache), qui, à l'état normal, n'a pas d'albumine, en voit survenir après une accélération de la circulation, suite de travaux considérables; évidemment la sécrétion du mucus doit être un phénomène constant, puisque l'organe est permanent. Or, si l'apparition de l'albumine est un phénomène non constant, nous devons en conclure qu'il est lié à d'autres causes, ce que nous avions déjà prouvé par l'observation directe des faits.

On dira peut-être qu'il ne s'agit pas ici d'albumine, mais bien d'albuminose. Quant à moi, je ne saurais partager cet avis, et je dirai, même après avoir lu tout ce qui a été écrit par Mialhe sur ce sujet, qu'au point de vue des réactions chimiques aussi bien que des expériences physiologiques, l'albuminose ne me paraît guère en général autre chose qu'une hypothèse.

De tout ce qui précède, je conclus ce qui suit :

1o Le chloroforme est le plus sensible de tous les réactifs de l'albumine, puisque, d'une manière très évidente, il en décèle moins d'un vingt millième dans un liquide (1).

2o L'homme et tous les carnivores ont constamment, à l'état normal, une certaine quantité d'albumine dans leurs urines.

(1) Il est bien entendu qu'il s'agit d'un 20,000e de blanc d'œuf en poids et non d'albumine pure; on sait que le blanc d'œuf ne contient lui-même que 12 à 13,8 pour 100 d'albumine. (Dumas.)

3° Tous les animaux herbivores, dont le chiffre des pulsations cardiaques est inférieur à 60 par minute, n'ont pas d'albumine dans leurs urines, tous ceux qui ont plus de 70 pulsations en présentent d'une manière évidente (1).

4° Les animaux à pulsations lentes, comme le bœuf, le cheval, l'âne, qui n'ont pas habituellement d'albumine dans leurs urines, en voient survenir lorsque, par une cause accidentelle, leur circulation est très accélérée, mais, après quelques jours de repos, cette albumine disparaît.

---

(1) Ces observations nous ont donné la clef d'un problème agricole que, jusqu'alors, nous n'avions pu comprendre; ainsi, il y a longtemps que notre ami, M. Alfred Roux, président de la Société d'agriculture de la Charente, agriculteur éclairé autant qu'expérimenté, et qui se livre en grand à la production des lapins, nous affirmait que, de tous les engrais employés en agriculture, le fumier de lapins est incontestablement le plus énergique.

Cela n'a plus rien de mystérieux, puisque nous savons que le lapin a ses urines très animalisées.

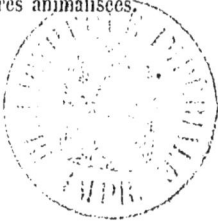

Paris.—Typographie FÉLIX MALTESTE et Cᵉ, rue des Deux-Portes-St-Sauveur, 22.

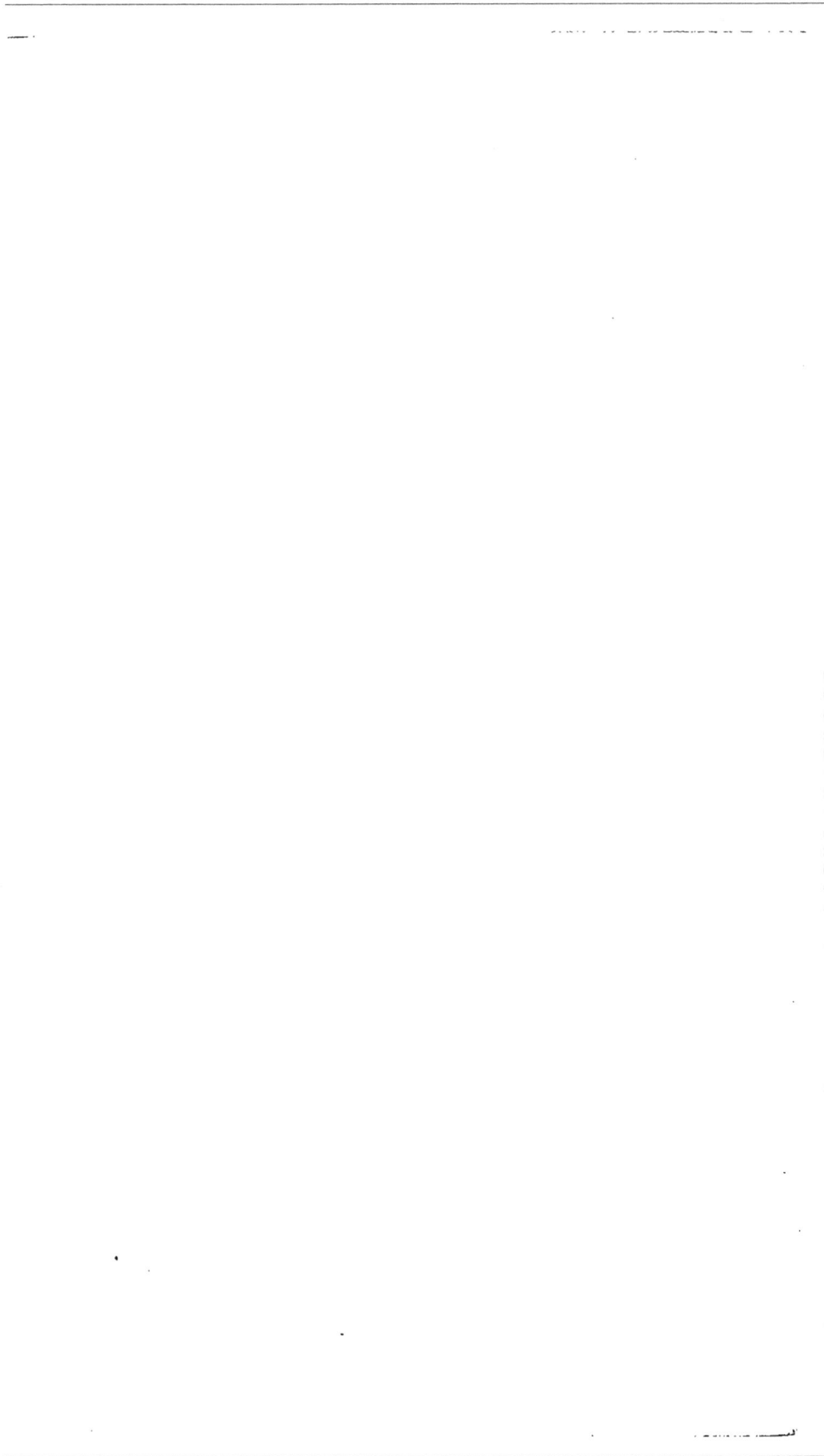

BIBLIOTHEQUE NATIONALE DE FRANCE

3 7531 03086709 8

www.ingramcontent.com/pod-product-compliance
Lightning Source LLC
Chambersburg PA
CBHW070746210326
41520CB00016B/4595